JULES GAUTIER

SECOURS D'URGENCE

DANS LES

MALADIES SUBITES

ET DANS LES MALADIES PAR

ACCIDENTS

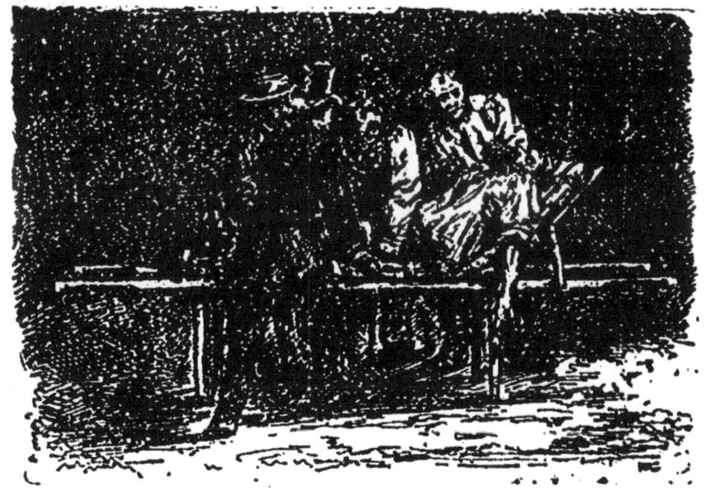

LIBRAIRIE J.-B. BAILLIÈRE & FILS
rue Hautefeuille, 19, PARIS

1886

SECOURS D'URGENCE

DANS LES MALADIES SUBITES

& DANS LES MALADIES PAR ACCIDENTS

DU MÊME AUTEUR

format grand in-18

DU MASSAGE OU MANIPULATION APPLIQUÉ A LA THÉRAPEUTIQUE ET A L'HYGIÈNE

DE LA FÉCONDATION ARTIFICIELLE ET DE SON EMPLOI CONTRE LA STÉRILITÉ CHEZ LA FEMME

LA CHIROMANCIE ET LA PHRÉNOLOGIE

CHIROMANCIE ET CHIROGNOMONIE, OU L'ART DE LIRE DANS LA MAIN

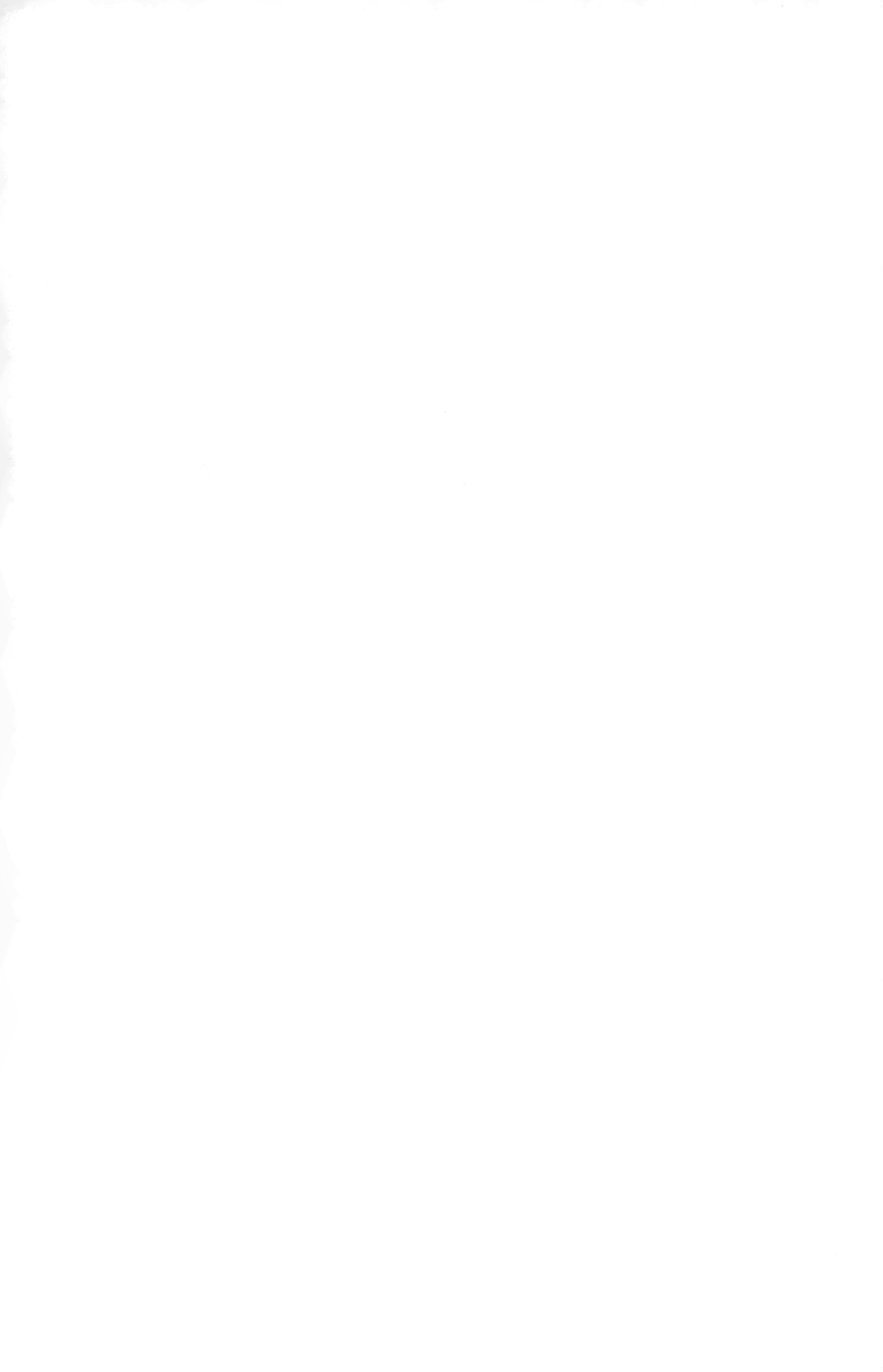

Je dédie ce livre à mes concitoyens de Marçon. Qu'il soit leur guide dans les maladies qui frappent l'homme à l'improviste, et je m'estimerai fier et heureux si je puis, même absent, leur être utile en un jour de malheur.

14 Juillet 1886.

J. GAUTIER.

MON BUT

L'homme le plus parfait
est celui qui est le plus
utile à ses semblables.

J'écris pour être utile. Je me propose de mettre sous vos yeux, chers lecteurs, les moyens faciles, pratiques, à la portée de tous, de parer aux premières nécessités qui se présentent au moment où vient de se produire un accident.

Je veux chercher à faire de vous ce que le cœur d'un homme, le dévouement du citoyen, dictent en face d'une souffrance à diminuer. Car, il faut bien le reconnaître, notre instruction pèche trop souvent par le côté pratique. Quoi pourtant de plus utile que d'apprendre à rendre service à ses semblables ?

Je voudrais que l'on apprît à chacun, au pauvre comme au riche, à l'habitant des villes comme à celui des campagnes, ce qu'il peut et doit faire lorsqu'il se trouve brusquement en présence d'un malade à secourir.

Je ne prétends certes pas que l'on puisse se passer du médecin, mais, dans bien des cas, on aura gagné du temps, et permis ainsi à l'homme de l'art, d'arriver assez tôt.

La machine humaine a tant de rouages délicats et compliqués, qu'il faut bien peu de chose pour la briser, bien peu aussi pour lui permettre de reprendre son fonctionnement régulier. L'important est d'agir, d'agir vite, et d'agir sûrement.

La cause des maladies subites et des accidents varie depuis la simple contusion jusqu'à la mort immédiate, toute une échelle de lésions et de douleurs : plaies et bosses, luxations et fractures, empoisonnements et asphyxies ; telles sont les suites principales de l'accident ; elles sont d'autant plus graves que le hasard qui les a produites a été plus malheureux.

Il importe donc à chacun de savoir ce qu'il faut faire lorsqu'il se trouve en présence d'un blessé. Qui le sait ? le médecin... Il est loin !

qui l'apprendra à ceux qui pourraient secourir le malheureux? Personne! — N'y a-t-il pas là vraiment une lacune dans l'instruction?

Nos classes dirigeantes ont bien pensé à introduire dans l'éducation de nos enfants l'esprit militaire, mais ils n'ont pas encore songé à les conduire vers la grande et philanthropique route de la fraternité affective et pratique.

Cependant les impressions de l'enfance durent toute la vie; elles persistent en nous à notre insu. Nous leur devons, sans nous en douter, plusieurs de nos vertus et de nos vices, la plupart de nos préjugés, etc.

En attendant une nouvelle évolution de nos autoritaires, il me faut dans ce petit livre, pour ne pas excéder les limites du cadre qui m'est tracé, laisser de côté toute discussion de doctrine, toute définition trop scientifique, pour me renfermer dans la partie absolument pratique.

Je diviserai mon travail en deux parties :

1° Maladies de cause interne

Maladies survenant subitement sans que rien n'ait pu les faire prévoir.

2° Accidents proprement dits ou de cause externe

Ils comprennent les accidents qui peuvent être occasionnés par un agent extérieur, et atteignent notre organisme, en plein fonctionnement régulier et normal, en dehors de tout état morbide.

MALADIES

DE CAUSE INTERNE

Dans cette classe, je rangerai les congestions, les hémorrhagies, les convulsions. Toutes ces misères, auxquelles beaucoup de gens sont exposés, dépendent du fonctionnement de notre organisme, de son usure, ou de son altération latente.

CONGESTIONS. — La *congestion* est un afflux du sang dans une partie du corps ; c'est presque toujours dans un organe fatigué que la congestion se développe ; les nerfs vaso-moteurs, sans cesse excités, finissent par se paralyser et le sang s'accumule dans les vaisseaux qui, devenus inertes, ne peuvent plus s'en débarrasser.

La congestion se produit au cerveau et elle est le prélude ordinaire de l'apoplexie ; d'autres fois elle occupe les poumons et elle est la conséquence d'un froid trop vif ou d'une chaleur excessive, etc.; d'autres fois elle siège au foie.

Je ne parlerai ici que de la *congestion cérébrale*, une des plus fréquentes, du reste, et celle qui, par la gravité même de ses conséquences, nécessite une intervention rapide et intelligente.

Quelle que soit la cause qui aura amené la congestion, celle-ci ne variera pas beaucoup dans sa forme et ses manifestations.

L'homme atteint est pris tout à coup d'un éblouissement ; il chancelle, perd parfois l'équilibre, et si l'attaque congestive est assez intense, il perd connaissance et tombe.

Si l'attaque est légère, les troubles n'iront pas jusque-là, et se borneront à une perturbation passagère et promptement dissipée. Mais mettons les choses au pire. La face est habituellement un peu pâle d'abord, mais bientôt, au contraire, elle devient rouge et comme gonflée. La respiration s'embarrasse et devient irrégulière.

Le malade cherche, par de larges inspirations, à reprendre l'air qui semble lui manquer.

Eh bien ! qu'allez-vous faire ?

Si vous vous trouvez en présence d'un homme qui vient de perdre connaissance, et dont le visage altéré et la respiration gênée, indiquent une congestion :

Allongez-le, la tête haute et nue, en plein air.

Défaites ses vêtements.

Couvrez sa tête d'eau froide, un peu vinaigrée, dont vous continuerez l'emploi. Frictionnez très fort ses membres inférieurs.

Faites-lui faire quelques pas, dès que ce sera possible.

Et pendant que vous faites cela, que quelqu'un s'enquière vite du médecin. Dans bien des cas il trouvera un malade à soigner, et non un décès à constater.

APOPLEXIE. — L'apoplexie peut être considérée comme le degré le plus élevé de la congestion. — Elle consiste dans une perte de connaissance avec privation du mouvement et de la sensibilité. Lorsque le malade revient à lui, il est ordinairement *paralysé* d'un côté du corps ; cette paralysie nommée *hémiplégie*, peut cesser au bout d'un temps plus ou moins long ou bien persister. L'apoplexie atteint de préférence les personnes au-dessus de quarante ans et les vieillards ; cela tient à une altération particulière des artères qui deviennent cassantes chez beaucoup de vieillards et, perdant de leur élasticité, se brisent plus facilement sous l'influence d'une poussée sanguine quelquefois relativement assez faible.

Le cerveau est peu tolérant par nature, et une seule goutte de sang, parfois bien petite, suffit presque toujours pour produire de grands désordres.

En général l'apoplexie est toujours une maladie fort grave. La guérison d'une apoplexie forte est très rare; celle d'une apoplexie faible est difficile, a dit Hippocrate.

Aussi, il est indispensable de recourir de suite au médecin, car c'est un de ces cas où quelques instants de retard dans l'administration des remèdes convenables peuvent devenir funestes. Pourtant, ne restez pas inactifs, faites tout ce que je vous ai dit déjà pour la congestion : froid sur la tête, grand air, frictions énergiques sur les membres inférieurs et sur la région du cœur, si le malade est pâle.

Vous appliquerez soit aux jambes, soit le long du dos, des ventouses, en procédant de la manière suivante : placez dans un verre un peu de papier allumé, et quand celui-ci est à peu près brûlé, retournez brusquement le verre et appliquez-en les bords sur la peau. Vous verrez bientôt cette peau rougir et se gonfler sous le verre. Reproduisez plusieurs fois la même petite opération en divers endroits.

On appliquera aussi des *sinapismes* aux jambes et aux cuisses et on les changera de place toutes les dix minutes ; on donnera ensuite un lavement *purgatif* avec une forte cuillerée à bouche de sel de cuisine, ajoutée à la quantité de liquide nécessaire pour un lavement.

HÉMORRHAGIES INTERNES

La plus fréquente des hémorrhagies est, sans contredit, le saignement de nez. On considère généralement ce petit accident comme insignifiant et sans gravité. Mais il est toujours gênant, et l'on a hâte de le faire cesser. Pour ce'a il faut tenir le patient dans une attitude verticale, puis faire des applications d'eau froide sur le front et les renouveler incessamment. Quelquefois vous devrez amener un saisissement par le contact d'un corps froid entre les épaules ; projeter brusquement de l'eau froide au visage ; élever les bras ; pincer les narines ; comprimer la carotide du côté de l'hémorrhagie ou des deux côtés ; enfin, tamponner les narines. Chauffez aussi, si vous le pouvez, les pieds et les jambes.

Il est un autre accident contre lequel les soins à donner ne permettent pas toujours de lutter aussi victorieusement. Je veux parler des hémorrhagies qui ont lieu par la bouche, soit sous forme de crachements, soit sous forme de vomissements.

Cette hémorrhagie, trop souvent considérée comme provenant de la même source, a cependant une origine distincte dans tel ou tel cas, il y a des hémorrhagies de l'estomac, que l'on nomme *hématémèses.*

Il y a des hémorrhagies pulmonaires, ou bronchiques, désignées scientifiquement sous le nom d'*hémoptysies.*

Je vais essayer de vous décrire les quelques différences qui permettent de distinguer l'un de l'autre ces deux accidents hémorrhagiques.

HÉMATÉMÈSE — L'hématémèse provient généralement d'une lésion ancienne de l'estomac. Mais elle peut cependant se produire sous l'influence d'une cause purement accidentelle.

Le plus souvent ce sera une chute, une violence extérieure ou un corps étranger dans l'œsophage. Le malheureux qui aura fait cette chute ou subit cette violence, ne présente pas toujours de blessure extérieure. Aussi le traitement du vomissement de sang ne peut être utilement conduit que par un médecin.

Les indications que présentent les différentes formes de la maladie sont trop variées et souvent trop opposées, pour qu'une personne du monde puisse espérer les saisir et en faire une application avantageuse.

Contentez-vous de faire boire à votre malade de l'eau légèrement salée, vinaigrée ou acidulée avec le jus de citron. Tâchez même de faire avaler quelques rouelles de ce citron. L'action du sel ou d'un acide quelconque porté directement dans l'estomac provoquera un resserrement des vaisseaux qui laissent échapper le sang et déterminera en même temps la coagulation de ce sang.

Si vous pouvez vous procurer de la glace et la piler, il faudra en administrer quelques cuillerées.

Vous appliquerez en même temps des compresses fraîches, souvent renouvelées, sur le creux de l'estomac et dans la région des aines, et si vous pouvez avoir de quoi faire des sinapismes, vous en placerez sur les mollets et aux bras, pour faire un appel du sang vers les extrémités, et diminuer d'autant les chances d'hémorrhagies vers l'estomac.

HÉMOPTYSIE. — L'hémoptysie peut être assez facilement distinguée de l'hématémèse, par ce fait qu'elle s'accompagne à peu près toujours de quintes de toux amenant des crachats sanguinolents d'un rouge très vif, et ne revêt la forme de vomissements qu'exceptionnellement, et seulement lorsque le sang est épanché en très grande abondance.

Voilà le tableau rapide des symptômes.

Voyons ce qu'il faut faire.

Placez le plus tôt possible le malade dans un endroit bien aéré ; qu'il soit soustrait le plus complètement et le plus tôt possible au bruit. Le calme lui est indispensable.

Il faut qu'il soit plutôt assis qu'allongé !

Comme dans l'hématémèse, les boissons froides acidulées, le sel, la glace lui seront utiles, mais leur action sera moins directe, car ces boissons iront dans son estomac et, ici, c'est le poumon et non l'estomac qui est le siège de l'hémorrhagie. Mais à défaut d'action directe, elles produiront toujours un effet sur la circulation générale, et vous ne devez pas négliger cet auxiliaire détourné, mais utile.

Cherchez en même temps à décongestionner le poumon en appelant le sang vers les extrémités.

Pour cela, appliquez des sinapismes ou des compresses vinaigrées aux pieds, aux jambes, aux mains, aux bras.

Appliquez des compresses froides sur les côtés de la poitrine, aux aines.

Tels sont les moyens que vous aurez facilement à votre disposition pour enrayer et souvent faire cesser complètement un phénomène morbide dont il faut toujours se préoccuper, car il peut, dans bien des cas, devenir dangereux.

Je ne vous parle pas des hémorrhagies très variées dont peuvent être le siège les autres organes ou les autres parties du corps. Cette description nous entraînerait trop loin ; ces accidents, du reste, seraient hors de la portée de votre bonne volonté et nécessitent l'intervention d'un homme de l'art.

CONVULSIONS

Un malade est atteint de convulsions quand il est pris de mouvements violents, involontaires, peu durables, avec alternatives de contractions et de relâchements ; avec ces symptômes accompagnés de perte de connaissance, il tombe et s'agite. Son visage est pâle, ses traits sont déviés ; ses yeux tournés. Des alternatives de rougeurs vives et de pâleur intense se produisent en s'accompagnant d'un degré correspondant de chaleur et de refroidissement. La respiration est irrégulière, saccadée, avec de longs intervalles pendant lesquels elle est suspendue. Prenez garde à ce dernier signe ; c'est, à coup sûr, le plus grave, car il ne faudrait pas qu'il se prolongeât beaucoup pour amener l'asphyxie.

Quant aux différences que présentent entre elles les convulsions, elles sont de deux ordres : ou la lésion occupe le système nerveux, ou elle siège dans un tissu ou un viscère quelconque. C'est le médecin qui vous dira cela, mais en attendant disons ce qu'il importe de faire.

Avant tout, maintenez le malade, afin que, dans ses mouvements désordonnés, il ne puisse se blesser contre les objets qui l'entourent : maintenez-le, mais sans violence, car il faut que vous sachiez que la force trop grande que vous emploieriez deviendrait une cause nouvelle d'irritation nerveuse qui ne ferait qu'augmenter l'intensité de l'attaque.

Veillez à ce que la bouche et le nez restent libres et ne soient obstrués ni comprimés par rien, de façon que la respiration puisse s'effectuer sans difficulté. Placez sur le visage et la tête des linges mouillés, bien frais, et continuez cette application en évitant de les supprimer brusquement.

Si le malade reprend connaissance, ranimez-le, faites-le marcher un peu si c'est possible, et tout est dit.

Mais si, les mouvements cessant, le malade reste raidi et se refroidit, si sa respiration devient rare, alors pressez-vous de ramener la chaleur à la peau par de fortes frictions. Pincez, piquez avec une épingle, brûlez avec un papier allumé les côtés de la poitrine, pour réveiller les contractions et rétablir le mouvement respiratoire. Ne perdez pas courage et continuez longtemps ; presque toujours vous réussirez.

Convulsions de l'enfance. — Elles surviennent à la suite de n'importe quelle excitation du système nerveux : un maillot trop serré, la piqûre d'une épingle, une chaleur trop forte, une indigestion, une maladie ou indisposition quelconque, une frayeur, une contrariété, et surtout la dentition.

La *méningite* débute souvent par des convulsions.

Dès qu'un enfant est pris de convulsions, débarrassez-le au plus vite de ses vêtements, placez-le dans un lit chaud ; au moyen de linges chauffés, ramenez la chaleur à ses membres, à tout son corps, en ayant soin de maintenir sur sa tête nue et élevée une fraîcheur constante, entretenue par des compresses d'eau froide ; ayez de l'eau chaude et plongez son corps dans un bain tiède en ayant soin de continuer l'usage du froid sur la tête.

Si la respiration se ralentit et menace de se suspendre et si vous n'avez pas les conseils de votre médecin, appliquez sur les côtés de la poitrine de l'enfant un marteau préalablement trempé dans l'eau bouillante, et vous aurez peut-être sauvé, par ce moyen, sa frêle existence, si menacée en ce moment.

ACCIDENTS

PROPREMENT DITS

OU DE CAUSE EXTERNE

Accidents. — Ce mot doit comprendre toutes les lésions par cause externe : contusions, fractures, luxations, plaies, asphyxie, empoisonnements. Nous allons les considérer, non au point de vue technique, mais de celui de leur traitement, afin de permettre à chacun de se rendre utile dans ces cas imprévus.

Contusions. — Ce sont, comme dit le vulgaire, les coups morts, soit parce qu'ils se produisent sans plaie, soit parce qu'au premier moment ils ne laissent pas de trace.

Il faut donc avoir égard à l'état de la partie contuse : si elle est froide ou chaude, insensible ou endolorie, s'il y a gonflement et de quelle nature est ce dernier : dur ou mou, bleu ou rouge. Ces colorations ne se produisent cependant qu'au bout dequelques heures.

Une contusion circonscrite n'exige que l'emploi de compresses d'eau froide ou des résolutifs :

une cuillerée à café d'extrait de Saturne pour un verre d'eau. A défaut d'extrait de Saturne, on peut mettre de l'eau légèrement salée. Si la contusion est plus étendue, si elle a lieu aux membres, on appliquera immédiatement un bandage ouaté compressif, afin de prévenir le gonflement. On pourra encore se servir d'une bande en laine, et arroser, dans ce cas, le bandage de la liqueur résolutive, pour ne l'ôter qu'au bout de quelques jours.

Si le blessé est dans un état d'ivresse qui paraisse dangereux par l'agitation extrême qu'il excite, ou par l'anéantissement profond des forces qu'il détermine, on peut lui administrer par gorgées, à quelques minutes d'intervalle, un verre d'eau légèrement sucrée, avec addition d'une cuillerée à café d'acétate d'ammoniaque. L'administration de cette préparation pourra être répétée une fois, s'il en est besoin.

BLESSURES — PLAIES

Il y a trois classes distinctes de blessures :

Celles qui sont produites par instruments tranchants, celles produites par instruments piquants, celles produites par instruments contondants.

Occupons-nous des premières.

Blessures par instruments tranchants. — Lorsqu'un instrument tranchant est mis en contact avec une partie de notre corps, il produit dans nos tissus une coupure ou solution de continuité.

L'action de la cause vulnérante produit immédiatement les effets suivants : une douleur généralement assez vive, qui est due à la lésion de filets nerveux; un écartement des lèvres de la plaie, qui varie beaucoup suivant l'espèce d'instrument vulnérant l'étendue et la direction de la blessure, ainsi que suivant la partie lésée et enfin une hémorrhagie fournie par les vaisseaux qui ont été divisés.

Les vaisseaux sanguins sont de deux ordres, les veines et les artères.

Les veines, qui apportent le sang au cœur, sont formées de fibres disposées longitudinalement. Or, quand une veine est coupée, ses fibres n'étant plus tendues se rapprochent et, fermant assez aisément l'ouverture produite, ne donnent que peu de sang.

Il ne va pas en être de même des artères. Celles-ci ont une disposition différente, et leurs fibres, au lieu d'être longitudinales, sont circulaires et ressemblent à une série de petits anneaux

Lorsqu'une artère est coupée, l'anneau qui forme le bord de la coupure reste béant, et laisse échapper un sang vermeil, à jet intermittent; les intermittences sont produites par les battements du cœur.

Votre premier soin devra donc être de chercher à arrêter l'hémorrhagie. Pour cela faites avec un lien quelconque une compression autour du membre blessé, mais, bien entendu, au-dessus de la blessure, c'est-à-dire entre la blessure et le cœur.

Observez si la plaie ne contient aucun corps étranger, et dès que vous vous en êtes assuré, appliquez sur cette plaie soit des morceaux d'amadou, soit des gâteaux de charpie, soutenus au moyen de la main, d'un mouchoir ou de tout autre bandage, qui comprime suffisamment sans exagération.

Si vous n'avez pas votre médecin, rapprochez les bords de la plaie. Placez le membre dans la position qui favorisera ce rapprochement et ensuite maintenez les lèvres de la plaie avec du diachylon.

Rien n'est plus facile : on coupe le diachylon en languettes larges environ d'un centimètre et on ramollit l'emplâtre soit à la chaleur de la main, soit en l'approchant légèrement et pour un instant d'un corps chaud.

Avec la main gauche on maintient les bords de la plaie en présence, puis on applique une bandelette sur la peau saine à environ deux travers de doigt de la plaie et perpendiculairement à cette dernière, puis on l'amène, toujours en la collant sur la peau au niveau de la plaie et au delà, à deux ou trois travers de doigt. La première bandelette doit être placée au centre de la blessure, les autres sont ensuite posées à droite et à gauche de celle-ci. En général, on met ces bandelettes les unes à côté des autres, parallèlement entre elles, et de façon à ne laisser entre elles aucun intervalle. C'est là ce qu'on appelle le pansement ar occlusion.

Il arrive souvent que ces moyens contentifs ne suffisent pas, les bords de la plaie ayant une tendance extrême à s'écarter ; ou bien l'application est difficile parce qu'il y a eu déchirure, ce qui rend les bords de la plaie irréguliers et difficiles à appliquer l'un contre l'autre. C'est dans ces circonstances qu'il faut employer la *suture*, opération qui a pour but de *coudre* les tissus afin de les fixer d'une manière inséparable.

Mais cette opération nécessite l'emploi d'instruments spéciaux et une grande habitude ; elle doit donc être laissée au chirurgien. En attendant sa venue, on agira comme je viens de le dire.

Si votre malade a perdu beaucoup de sang, ranimez-le par un cordial quelconque, un peu de bon vin... !

Blessures par instruments piquants. — Les blessures qui sont faites par instruments piquants ont ceci de particulier qu'elles s'accompagnent d'une hémorrhagie peu considérable ; mais la douleur est très vive.

La plaie est étroite et quelquefois très profonde, comme il arrive pour les coups d'épée, il ne faut pas se hâter de la réunir, parce qu'elle pourrait se cicatriser extérieurement et suppurer au fond, ce qui serait dangereux. C'est dans de pareilles circonstances qu'il faut, au contraire, séparer les bords de la blessure, ce qu'on fait en y introduisant un plumasseau ou une boulette de charpie.

Empêchez que l'air puisse pénétrer par cette ouverture, et couvrez la plaie en y maintenant la fraîcheur.

Blessures par arrachement et par écrasement. — Les plaies par arrachement résultent toujours de la déchirure des tissus par une violence assez forte pour surmonter leur résistance. Ces plaies sont remarquables par l'irrégularité de la solution de continuité, le peu de douleur qui les accompagne et le défaut d'écoulement de sang.

Rien de plus hideux que l'aspect de ces sortes de plaies. Et cependant l'expérience démontre qu'elles n'offrent pas plus de dangers que les autres.

Que pouvez-vous faire? peu de chose.

Arrosez abondamment avec de l'eau fraîche. Lavez la plaie, enlevez avec soin les corps étrangers que vous y découvrirez ; contenez, rapprochez au moyen de linges mouillés toutes ces parties écrasées, et attendez l'arrivée du chirurgien.

Blessures de l'abdomen. — Les plaies du ventre ne sont pas toujours aussi graves qu'elles le paraissent, même lorsque les intestins sortent par une large ouverture ; jamais alors, cependant, il ne faut laisser le malade sans secours. Quelquefois des blessures réputées mortelles guérissent contre toute attente. Pour cela, il faut faire rentrer le plus tôt possible les intestins dans la cavité abdominale, après avoir eu le soin de les nettoyer pour en ôter la poussière et toutes les matières étrangères, qui se seraient amassées à leur surface. Il faut faire ce lavage à l'eau tiède, sans frotter, et avoir soin de ne pas laisser l'eau s'introduire dans le ventre. Dans cette réduction, il ne faut pas saisir les entrailles avec les mains nues, mais à travers un linge propre et doux au toucher, humecté de Glycérine. Il ne faut rien donner de fort à flairer ni à ingérer. Si l'on ne peut avoir un chirurgien, il faut coudre la blessure avec un fil ciré; puis panser la blessure comme les autres plaies, en ayant soin d'empêcher l'air d'y pénétrer.

Je laisse absolument de côté les plaies de guerre ne voulant en rien faire intervenir ici un reste de barbarie qui devrait disparaître à tout jamais.

L'égoïsme et la haine ont seuls une patrie : la fraternité n'en a pas.

ENTORSES, LUXATIONS, FRACTURES

Le premier ordre de ces lésions constitue ce que l'on nomme entorse, le deuxième produira les luxations et le troisième les fractures.

On peut rencontrer l'entorse, dans toutes les articulations.

Qu'est-ce donc qu'une entorse ?

L'entorse, encore appelée *foulure*, est l'effet d'un mouvement dans lequel une articulation est forcée au delà de sa limite naturelle, sans que les os souffrent d'un déplacement sensible.

L'entorse du pied étant l'accident le plus commun, sera de ma part l'objet d'une description spéciale, et fera comprendre le mode de faire qui ne sera que légèrement modifié pour les autres articulations.

L'entorse de l'articulation *tibio-tarsienne* peut arriver après la torsion du pied, occasionnée par une violence extérieure, un faux pas, une chute, un saut, qui opèrent un déplacement momentané des surfaces articulaires. C'est pour ainsi dire un premier degré de la luxation.

L'entorse du pied peut avoir lieu en avant, en arrière, elle peut être interne ou externe suivant la position forcée qui aura déterminé l'accident.

L'entorse légère n'est pas habituellement une affection grave, à moins qu'elle n'ait été mal soignée.

Quand l'entorse est grave, le pronostic est beaucoup plus fâcheux ; elle peut amener soit des récidives, soit des claudications.

L'entorse est particulièrement grave chez les enfants.

Les premiers soins à donner sont de plonger le

pied dans de l'eau froide, ou de maintenir sur l'articulation des linges mouillés bien frais.

Ceci fait, le médecin a le temps d'arriver. Presque toujours il s'empressera d'immobiliser votre articulation pendant trois ou quatre semaines. — Peut-être trouverez-vous cela trop long? — De tous les traitements préconisés contre l'entorse, le massage est le plus prompt, le plus facile à exécuter et le plus efficace.

Dans les grands hôpitaux et dans les villes on trouve des hommes spéciaux qui pratiquent le massage médical.

L'application du massage dans le traitement de l'entorse me rappelle une guérison instantanée, sur un de mes compatriotes, qui en descendant un escalier se contourna le pied, ce qui lui donna une entorse violente. Traité en vain depuis un mois par des moyens rationnels, et fatigué des friandises de l'apothicaire, il me pria de le conduire chez une médicastre à Chantilly, connue sous le nom de la dame blanche, et cela, parce qu'à l'exemple des jeunes filles consacrées à Vesta, elle portait toujours du blanc.

Aussitôt arrivés, et sans autre préambule, cette dame mit le pied du patient sur ses genoux, lui fit exécuter des mouvements de bascule accompagnés de frictions et de pressions énergiques.

L'opération se fit promptement, la douleur fut intense, mais une fois terminée, le malade put se lever et marcher. En signe de reconnaissance mon compatriote offrit sa béquille à la dame blanche. Elle la plaça à côté d'une autre en disant avec la grâce insinuante des femmes qui attendent un compliment : celle-ci appartient à M. Ledru-Rollin, votre ancien député.

Luxations. — On donne le nom de luxation à un changement permanent des rapports des surfaces osseuses d'une articulation.

Cette lésion est caractérisée par une vive douleur qui survient au moment même de l'accident par la suppression des mouvements, la tuméfaction, le raccourcissement ou l'allongement, la déformation et la déviation du membre De plus, on peut sentir une cavité ou une saillie anormale auprès de l'articulation, et le membre prend une rigidité particulière. Pour constater la déformation avec certitude, on n'a qu'à comparer le membre malade avec le membre sain.

La première chose à faire est de remettre les choses en place, mais comme les tentatives infructueuses de réduction sont très dangereuses, le mieux est de faire venir, le plus tôt possible un chirurgien. — Contentez-vous de couvrir l'articulation de linges frais, immobilisez le membre, et attendez.

Fractures. — Il y a fracture quand un os a été brisé. On reconnaît cette lésion à la vive douleur qu'éprouve le malade en tombant, surtout à la crépitation, bruit et sensation que produit le frottement des surfaces des fragments de l'os, quand on leur imprime un mouvement en sens inverse.

Les fractures du crâne sont fort graves et sont presque toujours accompagnées d'une commotion au cerveau.

Les fractures de la colonne vertébrale sont ordinairement mortelles, à cause de la compression de la moelle épinière.

Les fractures des côtes peuvent produire la déchirure du poumon et donner lieu alors à des pneumonies et hémorrhagies.

Les fractures des membres sont les moins graves lorsqu'elles sont simples.

Les fractures sont rares chez les enfants parce que leurs os sont très mous et ploient au lieu de rompre. Les os des vieillards, au contraire, son très fragiles et leurs fractures fort longues à se consolider.

Le pansement des fractures est le fait du chirurgien ; cependant, si on se trouve sur les lieux où l'accident est arrivé, il faut venir en aide au blessé.

FRACTURES DES MEMBRES SUPÉRIEURS. — Si la luxation ou la fracture occupent les membres supérieurs, l'épaule, le coude, par exemple, une personne soutient le bras malade, tandis que d'autres aident le patient à se relever ; comme tous les mouvements causent une vive douleur, on fait asseoir le malade, on le déshabille en coupant les vêtements qu'on ne peut enlever autrement, puis on rapproche doucement le membre du corps et on le soutient avec une écharpe dans la position la moins pénible pour le blessé.

FRACTURES DES MEMBRES INFÉRIEURS. — Elles exigent plus de précautions. D'abord, elles entraînent toujours la chute du malade, ce qui oblige avant tout à le relever, opération délicate en raison de ce qu'elle peut aggraver le mal en augmentant le déplacement des deux fragments.

Si la lésion existe à la cuisse ou à la jambe, il

importe, avant tout, d'immobiliser le membre tout entier en le soutenant également dans toute son étendue ; on place ensuite le blessé sur le brancard ou sur un lit, on étend avec précaution le membre fracturé sur un oreiller, et on l'y maintient à l'aide de deux ou trois rubans, suffisamment serrés par-dessus l'oreiller.

On peut aussi, à défaut de ce moyen, rapprocher le membre blessé du membre sain, et les unir ensemble dans toute leur longueur, sans trop serrer, mais de manière que le membre sain soutienne l'autre et prévienne le dérangement de la fracture. Un point important est de soutenir le pied pour qu'il soit immobile par rapport à la jambe, et qu'il fléchisse sur elle, afin de l'empêcher de se déplacer en dedans ou en dehors. Ici encore il y a lieu de recourir à l'application de compresses d'eau froide.

S'il y a lieu d'emporter le malade, et si on n'a pas de brancard, on pourra se contenter d'une échelle sur laquelle on placera un matelas.

Quatre personnes seront nécessaires pour soulever le blessé ; trois se placent du côté opposé à la fracture, la quatrième du même côté. Le malade en prendra une par le cou, tandis que la seconde placera ses bras sous le bassin, et la troisième saisira la jambe saine, la quatrième prendra le membre fracturé en le ramenant aussi doucement que possible. A un signal convenu, le blessé sera soulevé doucement et posé sur le brancard. Ramené à sa demeure, on prendra les mêmes précautions pour le glisser du brancard sur son lit; mais avant on le déshabillera, et on coupera les vêtements qu'on ne pourrait ôter sans imprimer au patient de grands mouvements.

Fractures des côtes. — Elles sont fréquentes et difficiles à reconnaître. Il faudra cependant les soupçonner lorsqu'à la suite d'un coup ou d'une chute, le malade se plaindra d'une vive douleur fixe en respirant, et lorsqu'au toucher on reconnaîtra que cette douleur existe sur le trajet d'une côte.

Il faut ici avoir en vue de rendre immobile la partie malade. A cet effet, on entoure la poitrine d'un bandage en diachylon ou d'une serviette pliée en trois, formant ainsi une large ceinture que vous fixerez, très serrée, avec des épingles, et qui sera retenue avec des bretelles en linge attachées par derrière et ramenées en avant en passant sur chaque épaule.

Fractures du crane. — Elles amènent des accidents tellement graves, que le médecin seul doit intervenir.

BRULURES

Lorsque les brûlures sont peu profondes, on perce les ampoules avec une épingle et on badigeonne les parties brûlées avec une solution concentrée de *gomme arabique*, on renouvelle ce badigeonnage deux ou trois fois par jour ; il ne faut pas mettre autre chose sur la brûlure. Ce traitement est simple, calme de suite la douleur et procure vite la guérison.

Lorsque les brûlures ont détruit profondément la peau et les organes voisins, on doit se contenter du pansement ordinaire des plaies, qui consiste dans l'applicaton d'un linge fenêtré, enduit de cérat, que l'on recouvre de charpie pour absorber la supuration. On renouvelle ce pansement tous les jours.

Lorsque les brûlures sont étendues, les troubles du système nerveux deviennent graves et entraînent souvent la mort si on ne parvient pas à les maîtriser. Il faut recourir aux lumières du médecin.

En l'attendant, recouvrez la brûlure avec d'épaisses couches de ouate, et exercez au moyen d'un bandage de linge, un peu de compression, et vous aurez fait ce que vous devez et pouvez faire à votre malade.

MORSURES. — PIQURES VENIMEUSES

Je ne veux point vous parler ici des morsures en général. Je ne vais m'occuper que des morsures venimeuses, c'est-à-dire pouvant communiquer à l'organisme entier une sorte d'empoisonnement. J'aurai donc à vous parler :

De la rage, des morsures de vipères et des piqûres d'insectes

Rage. — On a dit tant de choses sur ce sujet qu'on pourrait presque en conclure qu'on ne savait à peu près rien de cette importante question avant les travaux de M. Pasteur.

Lorsqu'une personne aura été mordue par un chien enragé ou suspecté de rage, on devra faire saigner la plaie, la laver et la cautériser.

La cautérisation étant jusqu'ici l'unique moyen connu de prophylaxie de la rage, la seule chance de salut qui soit offerte aux personnes mordues consiste dans la cautérisation la plus complète de la plaie.

Pendant que le fer chauffe il faut faire saigner abondamment les morsures les plus profondes comme les plus légères, et les laver à grande eau, avec un jet d'eau, si cela est possible.

Le succès de la cautérisation dépendant de la promptitude avec laquelle elle est faite, chacun est apte à la pratiquer avant l'arrivée du médecin.

MORSURES DE VIPÈRES. — Chimiquement le venin des vipères n'est pas semblable à la salive des animaux atteints de rage; mais il n'en produit pas moins de graves accidents, et constitue aussi un mode d'empoisonnement de l'organisme.

Occupons-nous donc de ce qu'il faudra opposer à l'action d'un venin.

Le venin n'agit que sur une surface privée de son épiderme; il peut être avalé sans aucun inconvénient.

Le premier soin, après avoir lié le membre au-dessus de la blessure, sera de la faire saigner abondamment, appliquer une ventouse ou opérer par succion. (On ne devra pas cependant se livrer soi-même à cette pratique s'il existe quelque ulcération aux lèvres). Cautérisez ensuite avec de la potasse caustique. Délayez-en quelques parcelles, et faites votre cautérisation avec cela. Vous serez sûr du résultat. L'ammoniaque jouit dans ce cas d'une réputation absolument usurpée.

Piqûres d'insectes, Abeilles, Guêpes. — Les piqûres venimeuses d'insectes sont aussi des accidents assez fréquents, pas toujours graves, mais qui peuvent cependant dans certaines circonstances, être suivies de complications dangereuses.

Pour les piqûres venimeuses simples, vous ferez des frictions avec un mélange de quelques gouttes d'ammoniaque et de deux cuillerées d'eau de Cologne ou d'alcool. Vous maintiendrez sur la partie atteinte beaucoup de fraîcheur.

Un autre traitement facile et prompt dans les piqûres d'insectes consiste dans l'application immédiate sur la plaie, de cette sécrétion jaunâtre qui se forme dans l'oreille et qu'on nomme Cérumen. (Ce remède est aussi efficace que celui de l'alcali).

Si dans la grande majorité des cas le venin des insectes ne détermine aucun accident grave, il peut cependant se faire que l'insecte avant de nous piquer, se soit gorgé de sang pris sur un animal mort du charbon.

Ici l'importance de l'accident n'échappera à personne, car cette piqûre va inoculer dans vos tissus le principe charbonneux, et déterminer la formation d'une pustule presque toujours fatale. Elle commence par une tache semblable à une piqûre de puce : puis apparaît une vésicule ou pustule, dite pustule maligne, qui occasionne une assez vive démangeaison; puis elle se dessèche et forme une escharre noire, dure, autour de laquelle se développent une ou plusieurs rangées de vésicules ; la partie se gonfle, devient rouge, puis violette; il s'étend au loin des traînées rougeâtres; les glandes voisines s'enflamment; après la fièvre il survient du refroidissement, de l'anxiété, de l'oppression et la mort arrive subitement par les progrès de cet espèce d'empoisonnement.

Avec un traitement énergique, on peut sauver les deux tiers des malades.

Pour cela, il faut cautériser la partie atteinte, avec de la *Potasse caustique* le plus tôt possible; si la maladie est déjà avancée, il faut extirper la tumeur charbonneuse avec le bistouri et cautériser la plaie avec le fer rouge. En même temps, on administre du bon vin, du thé, du café.

ASPHYXIES

On donne le nom d'asphyxie au phénomène qui se produit lorsque les fonctions respiratoires ne peuvent plus s'effectuer.

On distingue deux grandes classes d'asphyxie :

1° Asphyxie par obstacle mécanique à l'entrée de l'air dans les poumons.

Nous rencontrons ce mode de production chez les noyés, les étranglés, les pendus, les gelés et les asphyxiés par la chaleur.

2° Asphyxie par l'air impropre à la respiration.

C'est ce qui se remarque lorsque l'air est vicié par les vapeurs du charbon, par le gaz d'éclairage, les émanations des fosses d'aisances, des égouts ou des cuves en fermentation. L'air arrive bien au poumon, mais il n'a plus les qualités nécessaires pour être respirable, il constitue un véritable empoisonnement. Dans les deux cas, on combat les effets terribles de l'asphyxie par l'introduction dans les poumons d'une quantité suffisante d'air pur en pratiquant la respiration artificielle.

Noyés. — S'il est un accident qui se produise

fréquemment, c'est certes bien celui-ci. Aussi importe-t-il à chacun de connaître les secours que l'on peut donner en pareil cas.

On appelle ainsi et indistinctement ceux qui, tombés ou jetés à l'eau, en sont retirés morts ou seulement privés de connaissance.

Ici il faut se souvenir avant tout, que la première condition du succès est d'agir vite. Ne pas se décourager : des noyés sont revenus à la vie après plusieurs heures d'insensibilité. Le temps passé sous l'eau avait quelquefois dépassé une demi-heure et même davantage. Une syncope dans ces cas était survenue avant la chute dans l'eau.

Dès qu'un noyé aura été retiré de l'eau, voici ce qu'il convient de faire : on le transportera dans l'habitation la plus voisine, pourvu que ce transport n'exige que quelques minutes.

Pendant ce transport, la tête et la poitrine seront placées et maintenues dans une position un peu plus élevée que le reste du corps ; la tête restera libre et le visage découvert.

En même temps on fera prévenir le médecin.

Aussitôt après l'arrivée du noyé, on lui ôtera ses vêtements le plus promptement possible, en commençant toujours par ceux du cou,

On couchera le corps sur le côté droit; on fera légèrement pencher la tête en la soutenant par le front, pour faire rendre l'eau. Cette opération ne devra durer que quelques secondes.

Si les mâchoires sont serrées, il convient de les écarter légèrement et sans violence, en employant un petit levier en bois.

Dans le cas où les mucosités ou glaires ne s'écouleraient qu'avec peine, on en faciliterait la sortie à l'aide du doigt, des barbes d'une plume, ou d'un bâtonnet couvert d'un linge.

Il faut toujours veiller à ce que la langue ne se renverse pas en arrière et la maintenir hors de la bouche.

Ensuite on cherchera à provoquer la respiration artificielle.

Pour obtenir ce résultat :

Etendez le patient sur une surface, autant que possible légèrement inclinée et à la hauteur d'une table; faites saillir un peu la poitrine en avant, au moyen d'un coussin ou de vêtements roulés; placez-vous à la tête du patient, saisissez ses bras à la hauteur des coudes, tirez-les vers vous doucement en les écartant l'un de l'autre, tenez-les tendus en haut pendant deux secondes, puis ramenez-les le long du corps, en comprimant latéralement la poitrine.

Par l'élevation des bras, on fait entrer dans la poitrine le plus d'air possible et l'on en fait sortir par leur abaissement et par la pression.

Cette double manœuvre a pour but d'imiter les deux mouvements de la respiration.

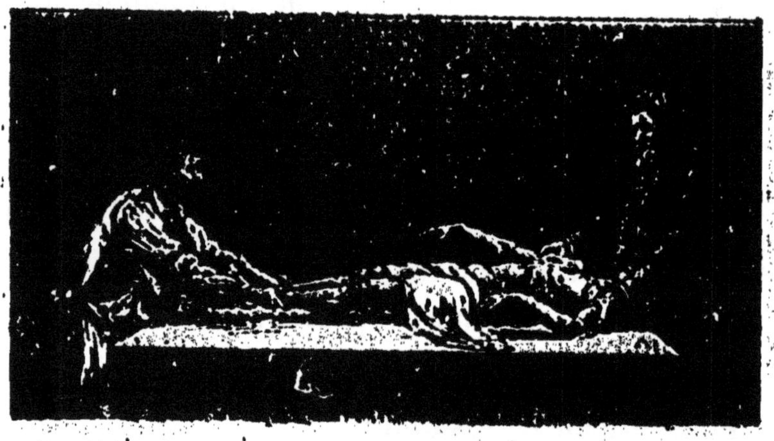

On répétera cette opération alternativement quinze fois environ par minute et jusqu'à ce qu'on aperçoive un effort du patient pour respirer.

On peut même, à de longs intervalles, imprimer des secousses brusques à la poitrine, avec les mains largement étendues sur les côtés de cette cavité; on peut aussi insuffler de l'air dans la poitrine, soit avec un soufflet, soit de bouche à bouche, comme le fit le prophète Elisée, pour rappeler à la vie le fils de la Sunamite.

Pendant que vous faites cela, une autre personne frictionnera fortement les membres inférieurs.

Aussitôt que la respiration tend à se rétablir, il faut cesser de donner au noyé les soins qui viennent d'être indiqués et s'occuper de le réchauffer par tous les moyens dont vous pourrez disposer.

Si après l'administration assidue mais inutile des soins indiqués plus haut, le noyé ne donne aucun signe de vie, on ajoutera aux autres moyens, qu'il ne faut pas pour cela discontinuer, l'injection par le rectum de la fumée de tabac. Ces insufflations par l'anus pourront être administrées de la manière suivante : Un des aides fumera du tabac dans une pipe bien chargée; il aura une autre pipe vide dont il introduira le tuyau dans l'anus et le fourneau dans sa bouche : puis il y poussera la fumée; il recueillera de nouveau dans sa bouche de la fumée, et la poussera encore au moyen de la pipe vide dans l'anus, et ainsi de suite pendant quelques minutes. Il ne faut jamais que l'introduction de la fumée de tabac soit assez considérable pour produire le ballonnement du ventre; il y aurait abus dans l'usage et danger pour les asphyxiés.

Après chaque opération qui pourra être répétée plusieurs fois de quart d'heure en quart d'heure, on exercera à plusieurs reprises, une légère pression sur le bas-ventre, de haut en bas, et, avant de procéder à une nouvelle fumigation, on introduira dans l'anus une canule fixée à une seringue ordinaire, vide, dont on tirera le piston vers soi, de manière à enlever l'air ou la fumée qui pourrait se trouver en excès dans les intestins.

Si le noyé revient à la vie, faites-lui boire un liquide tonique chaud, couvrez son corps de linge chauffé, et laissez-le dormir.

PENDUS, ETRANGLÉS. — Au moment où le corps du pendu retenu par le lien suspenseur s'abandonne à son propre poids, une grande chaleur se fait sentir à la tête; des sons bruyants et comme une musique éclatante retentissent dans les oreilles; l'œil voit luire des éclairs ; les jambes semblent avoir acquis un poids extraordinaire, puis toute sensation s'éteint, quelquefois même, dès le premier moment, le pendu n'éprouve absolument rien; c'est ce qu'ont affirmé de la manière la plus positive plusieurs suicidés rappelés à la vie.

On conçoit que la promptitude peut seule rendre efficaces les secours. Ne vous attardez donc pas à chercher le pourquoi et le comment! Débarrassez le cou du lien qui l'entoure, et si c'est un pendu, dépendez-le, sans vous préoccuper de ce que dira M. le commissaire. Faites que rien ne puisse gêner sa respiration. Allongez-le, la tête et le buste haut. Frictionnez avec la plus grande énergie les jambes, la colonne vertébrale, avec un linge rude, imprégné de vinaigre ou d'eau-de-vie.

Pour remédier à la suspension de la respiration, exercez sur la poitrine et le bas-ventre des pressions intermittentes, comme pour les noyés. Dès qu'un mouvement respiratoire se sera produit, réchauffez l'asphyxié. Aussitôt qu'il pourra avaler, donnez-lui quelques cuillerées de vin, de thé ou de café chauds.

Si après avoir été complètement rappelé à la vie, le malade éprouve de la stupeur, des étourdissements, les applications d'eau froide sur la tête deviennent utiles ; mais si les veines du cou restent gonflées, la face rouge tirant sur le violet, il est indispensable d'appeler d'urgence un homme de l'art, parce que la question de savoir s'il y a ieu de pratiquer une saignée reposant en grande partie sur des connaissances anatomiques, il n'y a que le médecin qui puisse bien apprécier ces sortes de cas et ordonner ce qui convient.

Gelés. — L'asphyxie par le froid intense et prolongé peut déterminer, sur les individus qui restent exposés à son action, les effets suivants : sensation cuisante de froid, à laquelle succède un engourdissement général ; puis une propension au sommeil, et enfin une perte de connaissance avec les signes apparents de la mort. Celle-ci termine la scène quand l'asphyxié est éloigné de tout secours. Les secours doivent être ici administrés avec beaucoup de discernement. Il ne faut surtout jamais désespérer du succès, car le retour à la vie peut avoir lieu après douze et même vingt-quatre heures de perte de connaissance.

Dans tous les cas, que ferez-vous ?

Vous porterez l'asphyxié, le plus promptement possible, de l'endroit où il a été trouvé au lieu où il devra recevoir des secours ; pendant ce trajet, on enveloppera le corps de couvertures, de paille ou de foin, en laissant la face libre. On évitera aussi d'imprimer au corps et surtout aux membres, des mouvements brusques.

Aussitôt arrivé on dépouillera le malade de tous

ses vêtements, puis on fera sur le trajet des membres et le long de l'épine dorsale, des frictions avec de la neige d'abord, ensuite avec des linges imbibés d'eau de glace, enfin avec de l'eau de puits.

On évitera avec le plus grand soin de placer les parties malades près du feu ; car on déterminerait surement une gangrène dont les conséquences pourraient être graves (1).

Dès qu'on s'apercevra que la chaleur tend à revenir, et que la roideur des membres diminue, on transportera le malade dans un lit froid où des frictions sèches, soit avec la main, soit avec une flanelle, seront pratiquées.

Lorsque la souplesse et la chaleur seront revenues, mais alors seulement, on pourra stimuler le malade, soit en lui faisant respirer légèrement du vinaigre ou de l'eau de Cologne ou même de l'alcali volatil, soit en lui faisant boire un demi-verre d'eau froide dans lequel on aura mis une cuillerée à café, d'eau de Mélisse ou toute autre liquide spiritueux.

Dans le cas où l'asphyxié aurait de la propension

(1) Dans quelques localités, on a l'habitude de mettre les asphyxiés par le froid dans des tas de fumier ; cette pratique est extrêmement dangereuse sous le double rapport de la chaleur produite et de l'acide carbonique dégagé sous l'influence de la fermentation du fumier.

à l'assoupissement on lui administrerait des lavements irritants, soit avec de l'eau salée (une cuillerée de sel dans un demi-lavement), soit avec de l'eau de savon.

Asphyxie par la chaleur. — Si l'asphyxie résulte de l'effet du séjour dans un lieu trop chaud, il faut transporter l'asphyxié dans un endroit frais et lui enlever, sans délai, tous vêtements qui pourraient gêner la respiration et la circulation.

La première chose à faire est de débarrasser le cerveau, en tirant du sang. S'il n'y a pas de médecin pour pratiquer une saignée on peut alors, sans attendre son arrivée, appliquer huit ou dix sangsues derrière chaque oreille ou quinze à vingt à l'anus. Toutefois il vous faut tenir compte de l'état général du malade. Si c'est un anémique, vous vous contenterez d'appliquer des sinapismes aux extrémités inférieures.

Dès que le malade peut avaler, il faut lui faire boire, par petites gorgées, de l'eau fraîche acidulée avec du vinaigre ou du jus de citron.

Si l'asphyxie a été déterminée par l'action du soleil, comme cela arrive surtout aux moissonneurs et aux militaires, le traitement est le même, mais faut, dans ce cas, faire des applications d'eau fraîche sur la tête.

Pendant l'administration des secours, le malade doit être maintenu dans une position horizontale et la tête élevée.

Asphyxiés par l'air non respirable. — Je n'établirai pas les quelques différences qui résultent du milieu délétère dans lequel s'est trouvé le malade. Gaz méphitiques, gaz d'éclairage, vapeurs de charbon, émanations d'égoût ou de fosses d'aisance, fermentation alcoolique, toutes ces causes d'asphyxie réclameront à peu près le même traitement.

Dès que vous vous trouverez en présence d'un cas d'asphyxie appartenant à la cause dont nous nous occupons, hâtez-vous de placer votre malade au grand air. Débarrassez-le de ses vêtements. Que sa tête soit assez élevée, et que rien ne puisse gêner sa respiration.

Frictionnez très fort avec une brosse ou un linge rude, tout son corps et principalement les pieds, les jambes, les mains et les bras, de façon à ranimer la chaleur en activant la circulation.

Jetez quelques potées d'eau fraîche sur le visage. Usez de tous les moyens que j'ai indiqués plus haut pour provoquer la respiration.

Chatouillez le fond de la gorge avec une plume pour faciliter les vomissements qui tendent à se produire.

Faites respirer du vinaigre ou des sels anglais.

Dès qu'il sera possible au malade d'avaler, faites-lui prendre un grand verre d'eau fraîche dans lequel vous ajouterez un peu de vinaigre. N'oubliez pas que ceci est important. Lorsque l'asphyxie résulte des émanations des fosses d'aisance, il est urgent de faire respirer le plus tôt possible du chlore au malade.

Dès que vous verrez la respiration se rétablir, réchauffez votre patient, faites-le coucher dans un lit bien chaud, aérez toujours la chambre où il se trouve et que rien ne vienne troubler le sommeil salutaire qui ne tardera pas à s'emparer de lui.

Il est bon que vous sachiez que la première règle à observer dans la chambre des malades, la règle sans laquelle toutes les autres ne sont rien, est de faire en sorte, sans refroidir le malade, que l'air qu'il respire soit aussi pur qu'est l'air extérieur.

Ce précepte si sage est confirmé par les données de la physique, de la chimie et de la physiologie.

SYNCOPE. — DÉFAILLANCE. ÉVANOUISSEMENT

C'est ainsi qu'on désigne un accident caractérisé par la supension, plus ou moins soudaine, du sentiment, du mouvement de la circulation et de la respiration.

Il n'est pas d'état plus voisin de la mort, en apparence; c'en est l'image la plus parfaite, et pourtant ce n'est ordinairement qu'une éclipse de la vie dont les signes voilés vont bientôt disparaître.

La syncope part du cœur dont les contractions, trop languissantes, n'envoient pas au cerveau assez de sang et de stimulation pour entretenir l'influence nerveuse que le chef suprême de l'organisation (le cerveau) déverse sur les autres organes.

L'une des méprises les plus graves qu'on puisse commettre dans la syncope, c'est de la confondre avec une congestion cérébrale, une attaque d'apoplexie; car le traitement qu'on applique à celle-ci est capable de rendre l'autre mortelle.

Or, voici les signes distinctifs : le pouls et la respiration ne s'arrêtent pas tout à coup dans la congestion et les hémorrhagies cérébrales, à moins qu'elles n'aient été foudroyantes, et de plus, le visage est ordinairement coloré.

Les causes de cet accident sont très nombreuses, et leur appréciation est très importante.

La syncope inspire justement de vives inquiétudes quand elle succède aux hémorrhagies excessives; toutefois, elle est aussi un moyen dont se sert la nature pour les arrêter, car elles se suspendent à l'instant même. Mais si ce sont les cas de syncope les plus sérieux, ils ne sont pas heureusement les plus ordinaires.

La syncope qui suit la saignée, l'évacuation des eaux d'un hydropique, les vomissements, l'abstinence, l'action d'une chaleur suffocante, et d'une atmosphère altérée, une émotion de peine ou de plaisir, etc., a rarement des suites malheureuses, et elle ne tarde pas à se dissiper.

La syncope est un accident assez ordinaire chez les femmes du monde qui pour essayer de faire valoir leurs toilettes féeriques, sanglées dans leurs corsets, à l'étroit dans leurs bottines, tournoient des nuits entières dans leurs bals de charité, afin de ramasser quelques sous pour le pauvre monde. Saintes âmes !

En conséquence de cette théorie qu'appuie l'expérience, la première chose à faire contre la syncope, c'est de placer le sujet dans une situation horizontale qui lève la difficulté de l'ascension du sang. Souvent aux premiers signes de défaillance, il suffit de s'asseoir si l'on est debout, ou de se renverser pour prévenir la syncope.

Si elle survient, on se hâte de dégager la poitrine et le cou, de pratiquer des frictions sur la région du cœur, de faire flairer des odeurs fortes, de l'éther, du vinaigre, de réchauffer les parties qui se refroidissent, en les frictionnant, en les recouvrant de linges chauds; des aspersions d'eau froide au visage, dissipent quelquefois la syncope très promptement.

Après le retour à la connaissance, il faut laisser reposer quelque temps le malade avant de lui permettre de se lever.

MORT SUBITE. — MORT APPARENTE

Il faut savoir que toute personne qui meurt subitement à la suite d'un accident, peut n'être morte qu'en apparence; il y a aussi des maladies dans lesquelles un pareil état peut se produire, surtout chez les femmes enceintes et les nouvelles accouchées.

Il n'y a, en définitive, qu'un signe certain de la mort, c'est la décomposition cadavérique, tant qu'elle ne se montre pas, tant qu'on ne voit pas des tâches vertes se former sur le ventre ou sur quelque autre partie du corps, il ne faut pas inhumer. En un mot, quand la décomposition n'a pas commencé au troisième jour, après la mort, il faut attendre encore.

Quand on soupçonne la léthargie, il faut d'abord essayer de réchauffer le corps, mais on ne doit y arriver que graduellement, et aller même d'autant plus lentement, que le froid était plus complet.

Le second moyen consiste à exercer des frictions sur le corps, tandis qu'on maintient dans la pièce un air sec et pur. Il faut agir dans tout cela avec persévérance, en se rappelant que si la vie existe encore, elle persistera assez longtemps pour permettre le succès.

MORT APPARENTE PAR INANITION. — Les individus qui, par suite de la privation complète de nourriture, tombent d'inanition et semblent dans un état de mort, seront ranimés par de petits lavements de lait chaud, répétés souvent. Dès que la respiration commence à se faire sentir, on leur donne du lait goutte à goutte, plus tard quelques cuillerées à café, et graduellement davantage. Ce n'est que lorsqu'ils commencent à demander eux-mêmes, et qu'ils insistent, qu'on peut leur permettre quelques cuillerées de soupe au pain, et plus tard du bouillon, ensuite quelques gouttes de vin. Avant de leur faire prendre un petit repas, il faut que le sommeil soit revenu, et que le malade y ait déjà pris quelque force.

EMPOISONNEMENTS

Les conseils que je vous donnerai ici étant simplement destinés à permettre d'agir, en attendant l'arrivée du médecin, je me bornerai à faire connaître les traitements pour lesquels on peut utiliser des substances qu'on rencontre partout.

C'est en passant par le tube digestif que se produisent le plus souvent tous les désordres qui résultent de l'ingestion d'un poison, et ces désordres n'arrivent au système circulatoire et nerveux que secondairement.

C'est donc pendant que le poison est encore

dans l'estomac ou tout au moins dans l'intestin, que vous devez intervenir. Ceci revient à dire qu'il faut agir vite.

Si la substance vient d'être avalée, elle est encore dans l'estomac; si au contraire, un certain temps s'est déjà écoulé, elle peut être passée dans l'intérieur de l'intestin. Dans le premier cas, il suffit de faire vomir (1) soit en enfonçant le doigt dans la bouche jusqu'au larynx et en allant titiller la luette, soit en faisant avaler de l'eau tiède en aussi grande quantité que possible, par exemple, par demi-verrées répétées toutes les minutes, et même plus, quand on le pourra.

L'estomac débarrassé, cherchez à délayer, au moyen d'une grande quantité de liquide, ce qui reste du poison. Son action sera ainsi affaiblie. Donnez surtout un liquide albumineux (six blancs d'œufs battus dans un litre d'eau) qui englobe en en quelque sorte le principe toxique, et l'empêche

(1) Si vous avez employé l'émétique, cinq centigrammes d'émétique dans un peu d'eau font vomir. Cinq centigrammes d'émétique dans un litre d'eau, pris par quart de verre, d'heure en heure, ne font pas vomir, mais purgent ; enfin, un gramme d'émétique, dans une potion à prendre, par cuillerées, d'heure en heure, ne purge ni ne fait vomir.

de se trouver en contact avec les parois de l'estomac où se fait l'absorption.

Le lait agit très bien aussi dans ce cas. Vous emploierez également avec succès l'eau amidonnée préparée au moyen d'une cuillerée d'amidon ordinaire, que vous ferez bouillir dans un litre d'eau.

Si le principe toxique a pénétré dans l'intestin et échappe ainsi à l'action des vomitifs et des substances englobantes. C'est alors dans l'intestin qu'il faudra le poursuivre au moyen des purgatifs.

Cinquante grammes de sel ordinaire (la valeur d'un verre à Bordeaux) pour un litre d'eau tiède, amènent des évacuations à la fois par en haut et par en bas. Si on veut amener seulement un effet purgatif, il est préférable de se servir d'eau froide, le sel pénétrant alors en totalité dans l'intestin, agira davantage sur celui-ci.

Pour résumer les quelques conseils que je viens de vous donner, je vais mettre sous vos yeux, le nom des substances toxiques le plus communément employées, en ayant soin de placer en regard les médicaments qu'il faut leur opposer, et les soins appropriés à chaque groupe.

Empoisonnement par les aliments

Champignons. — Vomitifs et purgatifs, puis infusion de café et plus tard encore, eau de riz gommée, lait.

Moules. — Vomitifs et purgatifs.

Les moules pouvant contenir du cuivre, il est bon de boire ensuite de l'eau *albumineuse* (six blancs d'œufs battus dans un litre d'eau).

Viandes malsaines. — Vomitifs et purgatifs. Lait comme adoucissant après les évacuations.

Empoisonnement par les fleurs

Grand air, frictions sur les tempes avec eau vinaigrée.

Empoisonnements par substances coupantes

Verre pilé, Émail, etc. — Gorger le malade de panade ou d'aliments mous pouvant envelopper la substance et empêcher les excoriations du tube digestif. Provoquer ensuite des vomissements.

Empoisonnements par des allumettes, le phosphore

Eau albumineuse. Potion contenant une cuillerée à café de térébenthine pour 150 grammes d'eau. Magnésie délayée dans une grande quantité d'eau. Exercice violent. Ne donner ni corps gras qui dissoudrait le phosphore, ni lait. Comme aliment, n'offrir au malade que du bouillon bien dégraissé.

Empoisonnements par les sels de cuivre

Vomitifs et purgatifs. Eau albumineuse. Sucre en quantité.

Empoisonnement par les médicaments

Émétique. — Faciliter les vomissements par l'ingestion d'une grande quantité d'eau albumineuse, puis décoction de quinquina.

Nitrate d'Argent. — Provoquer les vomissements et faire boire une grande quantité d'eau salée (sel, 10 grammes pour 1 litre).

Plus tard, lait.

ARSENIC ET PRÉPARATIONS ARSENICALES. — Provoquer les vomissements. Magnésie délayée dans beaucoup d'eau.

OPIUM, LAUDANUM, MORPHINE — Faire vomir, Ether, Café, grand air.

CANTHARIDES. — Faire vomir, puis administrer des boissons mucilagineuses (semences de lin, de coing, ou 30 grammes de racine de guimauve pour 150 grammes d'eau). Eau camphrée (eau, 1 litre, camphre, 2 grammes).

FOIE DE SOUFRE, EAU POUR BAIN DE BARÈGE. — Faire boire une grande quantité d'eau albumineuse, puis eau de guimauve.

NOIX VOMIQUE, STRYCHNINE. — Doigts allant titiller la luette, mais pas d'eau chaude qui dissoudrait le poison. Respiration artificielle.

BELLADONE, TABAC, NICOTINE, CIGUË, COLCHIQUE, LAURIER-ROSE, RUE. — Faire vomir et purger. Puis thé ou café pour calmer les accidents.

SUBLIMÉ OU BICHLORURE DE MERCURE. — Provoquer les vomissements en titillant la luette, mais pas d'eau salée ; eau albumineuse.

CAMPHRE. — Faire vomir, puis fortes infusions de café et de petites doses de belladone répétées toutes les demi-heures.

Empoisonnements par les Acides et les Sel Acides.

ACIDES. — *Acide sulfurique (vitriol), Azotique (eau-forte), Chloridrique (esprit de sel ou acide muriatique), Phosphorique, Oxalique, Citrique, Acétique, Vinaigre, Acide phénique, Bleu de composition.*

SELS ACIDES. — *Alun, Sulfate d'Alumine, Bisulfate de Potasse et de Soude, Sel d'Oseille.*

Faire prendre en abondance au malade de l'eau tiède dans laquelle on aura fait dissoudre 15 grammes de savon blanc dans deux litres d'eau tiède; une grande cueillerée à café de bicarbonate de soude pour un litre d'eau ou eau de Vichy, de Vals. Plus tard on fera prendre du lait, des tisannes avec de la guimauve (50 grammes pour 1 litre).

Empoisonnement par les Alcalis.

Potasse, Soude, Ammoniaque, Chaux; Carbonate de Potasse, eau seconde des Peintres, Carbonate de Soude, d'Ammoniaque; eau de Javel.

Gorger le malade d'eau vinaigrée (100 grammes, pour 1 litre d'eau). — Eau albumineuse tiède. Lait ensuite.

Empoisonnement par le Chlore.

(Chlorure de chaux). — Eau albumineuse tiède. — Lait en abondance.

LES CHROMATES. — Magnésie délayée dans de l'eau.

L'ACIDE PRUSSIQUE; LAURIER-CERISE; AMANDES AMÈRES. — Affusion d'eau sur la colonne vertébrale surtout au niveau du cou. Faire respirer de l'ammoniaque et de l'eau contenant cet alcali, infusion de café.

GARDE MALADE

Le devoir le plus élémentaire d'une garde intelligente est d'observer son malade, car les maladies ont aussi leurs accidents et il est bon d'en informer son médecin.

Pour cela il faut s'inquiéter du pouls, des effets du régime, du sommeil,

Celui-ci a-t-il été troublé? le malade a-t-il éprouvé des sursauts, symptôme ordinaire des maladies dangereuses? Le sommeil a-t-il été lourd et pesant? la respiration bruyante?

L'observation doit porter aussi sur la nature de l'expectoration : l'expectoration rousse couleur sucre d'orge des pneumonies, l'expectoration mousseuse des pleurésies, l'expectoration visqueuse des bronchites, l'expectoration panachée de sang, qui se produit souvent dans la consomption. L'état des secrétions n'est pas moins important à connaître. Quelle est la couleur des sécrétions? Y a-t-il des alternatives de relâchement ou d'inaction complète des entrailles? Les urines sont-elles pâles ou foncées, rares ou excessives, troubles ou limpides? Sont-elles foncées dans la constipation et pâles dans la diarrhée? N'y a-t-il jamais de sang dans ces cas-là? N'y a-t-il point d'indice de vers chez les enfants?

Un autre devoir essentiel de la garde est d'observer l'action des remèdes.

Si la maladie, au lieu d'aller vers la guérison prend une marche fatale, si l'on voit apparaître ce triste cortège de symptômes qui annonce qu'il n'y a plus d'espoir de sauver le malade et qu'on appelle l'*Agonie*; il est utile de vous faire connaître les signes qui indiquent un danger aussi imminent. On observe : Une agitation qui porte les malades à changer de place à chaque instant, à se lever, à jeter les jambes de tous côtés, l'impossibilité de rester autrement que sur le dos, de sorte qu'ils retombent toujours dans cette position quand on les place sur le côté; l'action de se laisser glisser au pied du lit, la contraction des doigts et des mâchoires, un mouvement continuel des mains par lequel le malade pelotonne ses draps et semble vouloir saisir des objets flottants autour de lui, sont des signes extrêmement graves.

En même temps, la face est pâle et terne, les yeux se creusent, le nez se pince et devient froid, le pouls acquiert une fréquence extrême, il est très petit et bientôt insensible; une sueur froide, quelquefois chaude, toujours gluante, inonde le corps, l'air expiré est froid, les mucosités obstruent le larynx, le râle se fait entendre.

Lorsque tous ces signes apparaissent, que le malade a perdu connaissance ou qu'il conserve encore l'usage de son intelligence, il faut craindre, car la mort est proche et la médecine est désormais sans puissance.

CONCLUSION

Ne serait-ce pas accomplir une œuvre véritablement nationale que d'introduire dans le programme des écoles des jeunes filles et des jeunes garçons, l'art si simple de donner les premiers soins dans les maladies et dans les accidents ?

Mais l'instruction a son formulaire tracé d'avance, et il est à craindre que l'on ne récite encore longtemps les crimes royaux qu'on nomme l'histoire, avant de s'occuper des doctrines de la santé. — Jusqu'ici la science n'a été qu'un objet de luxe qui sert à rendre la vie plus agréable à quelques-uns et qui reste absolument inaccessible à la presque totalité de l'humanité. Jetez seulement un coup d'œil sur ce que la science a fait pour élaborer les bases rationnelles de l'hygiène physique et morale. Elle vous dit comment nous devons vivre pour conserver la santé de notre corps, comment maintenir en bon état nos agglomérations de populations ; elle indique la voie du bonheur intellectuel et moral. Mais tout le travail immense accompli dans ces deux voies, ne reste-t-il pas à l'état de lettre morte dans nos livres ? Et pourquoi cela ? Parce que le savoir aujourd'hui n'est fait que pour une poignée de privilégiés, parce que l'inégalité sociale qui divise la société en deux classes fait de tous les enseignements sur les conditions de la vie rationnelle comme une raillerie pour les neuf dixièmes de l'humanité.

Il importe dans ce moment de répandre les vérités acquises, de les faire entrer dans la vie, d'en faire un domaine commun. Il importe de faire en sorte que chacun devienne capable de se les assimiler, de les appliquer : que la science cesse d'être un luxe, qu'elle soit la base de la vie de tous.

La justice le veut ainsi.

Je dirai plus : c'est l'intérêt de la science elle-même qui l'impose; elle ne fait de progrès réels que lorsqu'une vérité nouvelle trouve déjà un milieu préparé à l'accepter.

Mais n'est-ce pas se bercer de la plus naïve des illusions que de s'imaginer qu'on puisse résoudre la question de l'éducation et de l'enseignement populaires, aussi longtemps que nous vivrons sous l'empire de cette inégalité des conditions qui s'est imposée, dans l'origine, par la force accouplée à la ruse, et qui ne se maintient encore aujourd'hui que par l'emploi des mêmes artifices?

Dans la société actuelle, toute autorité s'exerce

de maître à esclave suivant une série logique. Dieu règne en haut, trônant par-delà les cieux et déléguant ses pouvoirs sur la terre au plus fort, prêtre ou roi. Au-dessous viennent des satrapes de tous noms : d'un côté l'adoration, de l'autre le mépris, ici le commandement, là l'obéissance! Depuis Jacob on n'a rien trouvé de mieux pour éduquer les générations.

Cependant l'éducation n'est pas un secret; elle se reduit à provoquer, chez les enfants; *les idées ou les sentiments susceptibles de développer leur goût*, en leur imprimant l'amour du travail et de l'étude ; en d'autres termes, à les faire passer, suivant les principes vrais, de l'état passif à l'état actif. Car :

De la diversité des aptitudes résulte l'harmonie.

L'objet de l'éducation consiste précisément à découvrir ces aptitudes en germe, à favoriser leur éclosion ; et, une fois qu'elles se sont manifestées à les développer au plus grand profit de l'individu et de la société.

L'attrait naturel, invincible, qui nous attire vers certaines études, certaines occupations de préfé rence à d'autres, nous inspire le goût de nous y livrer; nous dispense l'énergie nécessaire pour surmonter toutes répugnances et briser tous les obstacles.

Privés de ce mobile puissant, nous languissons dans une inertie honteuse, incapables d'efforts et dépourvus du feu sacré qui rend possible les actions traitées de chimérique par la routine et la médiocrité.

Louis XVI mieux conseillé, eut évité les malheurs qui l'ont frappé, s'il s'était contenté de fabriquer des serrures et de forger des grilles.

Napoléon III lui-même qui, dès la plus tendre enfance, avait un goût très prononcé pour le crottin des écuries, eut pu devenir un palefrenier passable au lieu d'être un tyran détesté, si les préjugés de sa famille ne l'eussent contrarié dans ses inclinations.

Aussi ne cesserons-nous de répéter :

Plus de contrainte, excepté contre ceux qui veulent nous imposer la leur !

TABLE DES MATIÈRES

Le Mans. — Imprimerie BEAUVAIS, rue de Quatre-Roues, 32.

LIBRAIRIE J.-B. BAILLIÈRE et FILS
rue Hautefeuille, 19, PARIS

BERGERET (L.-F. L.). — **De l'abus des boissons alcooliques**, dangers et inconvénients pour les individus, la famille et la société. Moyens de modérer les ravages de l'ivrognerie. 1 vol in-18, de VII-380 p. 3 fr.

FERRAND. (E.) — **Premiers secours aux empoisonnés, aux noyés, aux asphyxiés, aux blessés, en cas d'accident, et aux malades en cas d'indisposition subite.** Paris, 1880, 1 vol. in-18 jésus de 308 pages, avec 86 figures. 3 fr.

HÉRAUD. — **Nouveau Dictionnaire des plantes médicinales.** Description, habitat et culture, récolte, conservation, partie usitée, composition chimique, formes pharmaceutiques et doses, action physiologique, usages dans le traitement des maladies ; précédé d'une Étude générale sur les plantes médicinales au point de vue botanique, pharmaceutique et médical, avec une clef dichotomique, tableau des propriétés médicinales et Mémorial thérapeutique. Deuxième édition. 1 vol. in-18 jésus de 621 pages, avec 273 figures, cart. 6 fr.

— **Les secrets de la science, de l'industrie et de l'économie domestique** Recettes, formules et procédés d'une utilité générale et d'une application journalière. 1 vol. in-18 jésus de x-654 pages, avec 205 figures, cart. 6 fr.

SAINT-VINCENT. — **Nouvelle médecine des familles à la ville et à la campagne**, à l'usage des familles, des maisons d'éducation, des écoles communales, des curés, des sœurs hospitalières, des dames de charité et de toutes les personnes bienfaisantes qui se dévouent au soulagement des malades : remèdes sous la main, premiers soins avant l'arrivée du médecin et du chirurgien, art de soigner les malades et les convalescents. *Huitième édition*. Paris, 1886. 1 vol. in-18 jésus de 456 p., avec 142 fig. Cart. 3 fr. 50

TARDIEU (A.) — **Étude médico-légale et clinique sur l'empoisonnement**, 2e *édition*. 1. vol. in 8 de XXII-1072 pages, avec 53 figures et 2 planches. 14 fr.

BERGERON (A.) — **Précis de petite chirurgie et de chirurgie d'urgence**, par le Dr A. BERGERON, chef de clinique chirurgicale à Charité. 1 vol. in-18 jésus de 430 pages avec 374 figures. 5 fr.

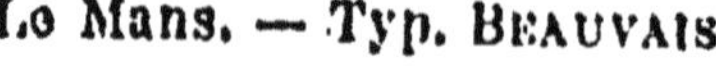
Le Mans. — Typ. BEAUVAIS

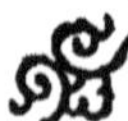